Physiologische Ursachen geistiger Höchstleistungen bei Mann und Weib

Von

Dr. M. Vaerting

BONN 1922
A. Marcus & E. Webers Verlag (Dr. jur. Albert Ahn)

Druck: Otto Wigand'sche Buchdruckerei G. m. b. H., Leipzig.

Das Arbeitsvermögen des Menschen ist keine Konstante, sondern eine von der gesamten körperlichen und geistigen Verfassung sehr abhängige und veränderliche Größe. Am größten scheinen die Schwankungen der Leistungsfähigkeit intuitiv schöpferischer Kräfte zu sein. Sie erhalten hier eine so deutliche Ausprägung, daß man direkt von Maxima und Minima der Produktivität sprechen kann. Es gibt günstige Phasen, in denen die intuitiven Kräfte sich nicht nur mühelos zur Höhe schöpferischer Leistungen erheben, sondern geradezu nach Entladung drängen. Zu anderen ungünstigen Zeiten hingegen kann die Schöpferkraft des größten Genies so vollkommen latent sein, daß es ebenso steril ist wie der seiner Naturanlage nach unproduktivste Organismus.

Seit Jahren nun beschäftigt mich das Problem dieser Schwankungen im schöpferischen Arbeitsvermögen. Wichtig erschien vor allem die Frage, ob diese Schwankungen nur ein Produkt des Zufalls und deshalb bei jedem Menschen individuell verschieden sind, oder ob neben individuellen Faktoren auch allgemein wirksame Ursachen in Erscheinung treten. Diese Frage ist theoretisch und praktisch von entscheidender Wichtigkeit. Wenn nämlich die Maxima und Minima der geistigen Produktivität **nur** durch eine Summe rein individueller Faktoren bestimmt werden, so hat ihre Erforschung auch nur eine sehr beschränkte Bedeutung, weil sie über den Einzelfall hinaus keine Schlußfolgerungen zur allgemeinen Erweiterung unserer Erkenntnis intuitiver Geistestätigkeit zuläßt. Sind hingegen bei den Schwankungen auch allgemeine Ursachen das Bestimmende, so ist durch diese Erkenntnis ein großer Fortschritt zu erwarten. Einmal ist die Möglichkeit näher gerückt, den physiologischen Vorbedingungen der Höchstleistungen auf die Spur zu kommen. Dann aber ist außer dieser theoretischen Erkenntnis auch ein sehr bedeutungsvoller praktischer Gewinn zu erhoffen für die Begründung einer Hygiene und Ökonomie der produktiven Arbeit [1].

Auf Grund **eigener Beobachtungen und Experimente** sind wir nun zu der Überzeugung gelangt, daß die Schwankungen nicht rein zufällig sind, sondern eine gewisse Gesetzmäßigkeit aufweisen. Diese Gesetzmäßigkeit aber läßt auf allgemeinere Ursachen schließen. Inwieweit diese Ursachen bei einer produktiven Veranlagung zur jeweiligen Auslösung der Produktivität notwendig und hinreichend sind, darüber kann natürlich heute keine

[1] Vgl. Hock, Die methodische Entwicklung der Talente und des Genies.

Entscheidung getroffen werden. Bei der durch die Natur des Problems gegebenen Beschränkung der praktischen Forschungsergebnisse soll überhaupt ein Anspruch auf allgemeine Gültigkeit der hier zum ersten Male aufgestellten Theorie der Maxima und Minima nicht erhoben werden. Die Abgrenzung des Geltungsbereiches muß einer späteren Zeit vorbehalten bleiben, die sich auf ein umfangreiches Material verschiedenster Forscher stützen kann. Meine Absicht ist vor allem, durch die Veröffentlichung der von mir entdeckten, bisher unbekannten physiologischen Ursachen geistiger Höchstleistungen zu einer weiteren Forschung auf diesem Gebiete anzuregen. Alle Beiträge zu dieser Frage bedeuten indirekt eine große Förderung des Menschheitsfortschritts. Denn sie sind Bausteine zu einer Ökonomie und Hygiene der schöpferischen Geistestätigkeit, durch welche eine außerordentliche Steigerung der produktiven Leistungen der Menschheit herbeigeführt werden kann.

Um ein Bild der Schwankungen zu geben, ist es notwendig, eine Trennung nach dem Geschlechte vorzunehmen. Denn obgleich die Ursachen bei beiden Geschlechtern mit größter Wahrscheinlichkeit dieselben sind, bedingt doch der verschiedene Ablauf der physiologischen Vorgänge, sie bei den beiden Geschlechtern getrennt zu behandeln.

Bei der F r a u zeigt sich eine merkwürdige Periodizität der produktiven Leistungsfähigkeit, die scheinbar mit der M e n s t r u a t i o n in engstem Zusammenhang steht, letzten Endes aber, wie wir sehen werden, von ganz a n d e r e n Faktoren bestimmt wird. Und zwar beginnt die produktive Phase etwa 14 Tage nach Beginn der Menstruation. Das Leistungsvermögen steigt langsam oder auch schnell an, um im Prämenstruum seinen Höhepunkt zu erreichen. Das Maximum kann auch noch während der ersten Tage der Menstruation anhalten. Mit einem langsamen Abfall setzt dann meistens das Minimum ein, welches durchweg bis ungefähr zur Mitte des Menstruationsintervalls dauert. Durch individuelle Faktoren können in den einzelnen Phasen Unterschiede von mehreren Tagen eintreten. Größere Differenzen wurden in der Friedenszeit und solange die Ernährung unverändert blieb, nicht beobachtet.

Der K r i e g mit seinen veränderten Ernährungsverhältnissen ließ deutlich in Erscheinung treten, daß die E r n ä h r u n g von großem Einfluß auf das schöpferische Leistungsvermögen ist. Bei Oligomenorrhoe auf Grund der Ernährungsverschlechterung zeigte sich eine sehr deutliche Änderung der produktiven Phasen. Diese Änderungen waren verschiedenster Art, wohl weil die Ernährung auch durchweg in ihrer Qualität schwankte. Vor allem fand eine Verschiebung der Maxima in das Postmenstruum statt. Der Beginn der produktiven Phase wurde sowohl kurz vor der Menstruation als während derselben, als auch gleich nachher beobachtet. In einigen Fällen, wo die Menstruation besonders schwach war, trat gerade während derselben der Höhepunkt des intuitiven Leistungsvermögens ein. In anderen Fällen hingegen fielen die Maxima anscheinend ganz aus. Jedenfalls zeigte sich die durch Ernährungsverschlechterung hervorgerufene Oligomenorrhoe von großem Einfluß auf den Ablauf der Maxima und Minima.

Weniger schwankend und anscheinend leichter feststellbar war der Einfluß der Schwangerschaft. Leider reichen die Ergebnisse nur bis zum dritten Monat. Es scheint, daß während dieser Zeit die produktiven Kräfte latent bleiben. Die Intuition steht im Zeichen eines Dauerminimums. Hingegen zeigte sich das logisch-kritische Denken[2]) nicht nur unbeeinträchtigt, sondern anscheinend von gesteigerter Schärfe.

Beim Manne finden wir eine bedeutende Steigerung der produktiven Fähigkeiten nach dem normalen und nicht zu häufigen Sexualverkehr, sowie in einem geringeren Grade auch nach Pollutionen. Allerdings muß erst das gesteigerte Schlafbedürfnis voll befriedigt werden. Auch sexuelle Anregungen ohne Geschlechtsverkehr können günstig wirken. So wird von einer Reihe genialer Gelehrter berichtet, daß sie die Hauptleistungen ihres Lebens in der Brautzeit vollbrachten[3]). Max Marcuse berichtet den Fall von Robert Browns, dessen Dichtertalent durch ein Mädchen geweckt wurde, mit dem er nach schottischer Sitte im Heufelde zusammen arbeiten mußte, und in das er sich verliebte, zum ersten Male in seinem Leben[4]).

Im allgemeinen sehen wir also ein Maximum der produktiven Fähigkeit sowohl beim Manne als bei der Frau einhergehen mit einem Minimum der Libido und umgekehrt. Nach Bucura nämlich[5]) neigt die Frau am stärksten zum Geschlechtsverkehr in der ersten Woche nach der Menstruation. Diese Zeit ist aber zugleich die Phase, wo ihre produktiven Arbeitsenergien am meisten herabgesetzt sind, während in der darauffolgenden Zeit, in der die Libido schwächer ist, die Produktionskraft ihren Höhepunkt erreicht. Auch beim Manne fällt das Optimum der Produktivität zumeist in eine Zeit herabgesetzter Libido. Insbesondere trifft dies für die Zeit nach dem Sexualverkehr zu. Auf die gesteigerte Arbeitsfähigkeit während des Brautstandes kann erst nach Erörterung der physiologischen Ursachen der Schwankungen im produktiven Arbeitsvermögen eingegangen werden.

Die Geschlechtsfunktion, soweit sie ihren Ausdruck im Geschlechtstriebe findet, und die geistige Produktionskraft haben also verschiedene Höhepunkte. Bei der Frau wechseln beide Maxima sich beständig ab, abgesehen von der Schwangerschaft. Beim Manne zeigt dieser Wechsel keine so ausgesprochene Periodizität, weil hier ein Ausgleich der Energien stattfinden kann, worauf ebenfalls erst später eingegangen werden kann. Jedoch scheint das Prinzip hier ebenso wie beim Weib vorhanden, daß das Maximum der körperlichen Zeugungsfähigkeit nicht mit dem Optimum der geistigen Produktivität zusammenfällt.

---

[2]) Vgl. über den Unterschied zwischen logischer und intuitiver Begabung: Poincaré, Wert der Wissenschaft. Deutsch von E. Weber. Leipzig 1906.

[3]) Ostwald, Große Männer. Bd. I. Leipzig 1910.

[4]) Sexualleben und Arbeitsleistung. Halbmonatsschrift für soziale Hygiene und praktische Medizin. 1911. Marcuse führt das Beispiel hier zu einem anderen Zwecke an, nämlich um zu beweisen, daß ein naher Zusammenhang besteht zwischen Sexualität und künstlerischem Schaffen in dem Sinne, daß die Kunst eine Äußerung der Erotik ist. Hier ist natürlich keine Erotik gemeint, wie wir auch später noch sehen werden.

[5]) Geschlechtsunterschiede beim Menschen. Wien 1913.

Es ist wohl nun mehr als Zufall, sondern entwicklungsgeschichtlich begründet, daß bei beiden Geschlechtern die geistige Potenz nach der Befriedigung des Geschlechtstriebes am höchsten ist. Denn jene Menschen, bei denen die Konstellation anders war, bei denen die günstigste Zeit für die geistige Produktion mit der Zeit des stärksten Geschlechtstriebes kollidierte, waren entweder hinsichtlich der Fortpflanzung oder der Aufzucht ihrer Nachkommen wesentlich im Nachteil. Entweder nämlich siegte die geistige Produktion über den Geschlechtstrieb, wodurch die Fortpflanzung beeinträchtigt wurde, oder der Geschlechtstrieb setzte sich durch, und die geistige Produktion wurde verkürzt. Das letztere war früher für die Aufzucht der Nachkommen weit nachteiliger als heute, denn die produktiven Leistungen der Urmenschen bestanden wohl zum größten Teil oder einzig aus sehr realen Erfindungen und Entdeckungen, welche für die Erleichterung des täglichen Lebens von großer Bedeutung waren. Wir haben hier also sehr wahrscheinlich das Ergebnis von Auslesewirkungen vor uns [6]).

Ganz besonders interessant ist nun die Ergründung der physiologischen Ursachen der Schwankungen der schöpferischen Leistungsfähigkeit. Es stand für mich bei Prüfung meines Materials bald fest, daß es sich hier um Wirkungen der inneren Sekretion handeln müsse. Nun aber hat der Körper bekanntlich eine ganze Anzahl von Organen mit innerer Sekretion [7]). Von welchem Organ also geht die innersekretorische Wirkung aus?

Bei der produktiv veranlagten Frau sind die Schwankungen der Produktionsfähigkeit als periodische Vorgänge äußerlich an die Menstruation gebunden. Die Hauptursache der Menstruation ist unzweifelhaft im Ovar zu suchen, da nach Entfernung desselben die Menstruation so gut wie immer in Wegfall kommt. In diesem Organ kehren in regelmäßigen Zwischenräumen zwei morphologisch scharf ausgeprägte Veränderungen wieder. Das ist die Follikelreifung und die Bildung des Corpus luteum, des gelben Körpers [8]). In die Mitte dieser beiden Intervalle fällt der Follikelsprung, d. h. der Follikel platzt und gibt die Eizelle frei. Vom Moment des erfolgten Follikelsprunges an nennt man die verlassene Eizelle Corpus luteum. Dieses entwickelt sich nun weiter und erreicht kurz vor der Menstruation seine höchste Blüte [9]).

Bei der Frau nun fiel nach unseren Beobachtungen die Phase der gesteigerten produktiven Fähigkeit mit dem Corpus luteum-Intervall im Ovar zusammen. Und zwar verläuft das psychische Maximum vollkommen parallel mit dem physiologischen Maximum des Corpus luteum. Die pro-

---

[6]) Eine sehr scharfsinnige Neubegründung der Selektionstheorie ist vor kurzem von Study gegeben worden: Die Mimikry als Prüfstein phylogenetischer Theorien. Die Naturwissenschaften 1919.

[7]) Vgl. Biedl, Innere Sekretion. Berlin 1913. 2. Aufl.

[8]) Vgl. L. Seitz, Innere Sekretion und Schwangerschaft. Leipzig 1913. — Ed. Herrmann. Über die innere Sekretion der weiblichen Keimdrüse. Der Militärarzt. 1917, Nr. 4—5.

[9]) Nach Untersuchungen von L. Seitz, Robert Meyer, Ruge II u. a.

duktive Phase setzt kurz nach dem Follikelsprung[10]) ein, geht also dem Beginn der Bildung des Corpus luteum parallel. Mit wachsender Entwicklung dieses Organs nimmt auch die produktive Leistungsfähigkeit zu, um kurz vor der Menstruation zugleich mit der vollsten Blüte des Corpus luteum auch ihren höchsten Punkt zu erreichen. Dann fällt die Kurve des produktiven Arbeitsvermögens langsamer oder schneller ab. Born und Fraenkel sind nun der Ansicht, daß mit dem Eintritt der Menstruation das Corpus luteum funktionslos wird. Also würde auch der Absturz der produktiven Leistungsfähigkeit einem Absterben des Corpus luteum entsprechen[11]).

Das Corpus luteum nun ist keine einfache Narbe, sondern ein drüsiges Organ mit innerer Sekretion[12]). Und in der inneren Sekretion dieses Organs, verbunden mit den Hormonwirkungen der Eizelle haben wir mit größter Wahrscheinlichkeit die physiologische Ursache der Steigerung des produktiven Arbeitsvermögens der Psyche vor uns.

In Widerspruch mit dieser Theorie scheint die Tatsache zu stehen, daß in der Zeit der Schwangerschaft die produktive Kraft sehr stark herabgesetzt ist, um nicht von einem direkten Ausfall derselben zu sprechen. Denn während anscheinend mit der Menstruation die Funktion des Corpus luteum erlischt, besteht sie in der ersten Zeit der Schwangerschaft fort. In den drei ersten Monaten der Schwangerschaft ist das Corpus luteum noch in voller Blüte. Nach eingehenden Untersuchungen von Seitz beginnt um die Mitte des dritten Monats und mit dem Beginn des vierten langsam die Verkleinerung und regressive Veränderung an dem Corpus luteum.

Trotzdem also noch das Corpus luteum in voller Blüte ist, findet keine fördernde Wirkung auf die Produktionskraft statt. Dieses Ausbleiben der psychischen Wirkung aber hat eine ganz erklärliche Ursache.

Mit dem Einsetzen der Befruchtung findet aller Wahrscheinlichkeit nach eine Umstellung der inneren Sekretion statt. Diesen Umstand hat man bisher nicht beachtet, weshalb häufig eine Unterfunktion des Ovars oder sogar ein Ausfall der ovariellen Tätigkeit angenommen wurde. Durch diese Umstellung nun kommt die Sekretion des Corpus luteum nicht mehr dem Hirn zugute, sondern dem Fötus, und zwar wahrscheinlich dessen Hirnbildung. Auf diese Weise würde sich auch erklären, weshalb das Gehirn gerade in den ersten Monaten vor allen anderen Organen besonders stark ausgebildet wird. Nach F. Keibel[13]) beträgt bei einem Embryo von 27 bis 28 Tagen von einer Gesamtlänge von 7 mm die Kopflänge 5,28 mm. Für diese Umstellung der inneren Sekretion des Corpus luteum spricht auch folgende Beobachtung. Wenn nämlich Frauen,

---

10) Nach den neuesten Forschungen fällt der Follikelsprung ungefähr in die Mitte des Menstruationsintervalls.

11) Seitz hat einen Einwand gegen diese Ansicht erhoben, den ich später noch als Irrtum nachweisen werde.

12) Vgl. Seitz, l. c. 195. Die experimentellen Untersuchungen stammen von Fraenkel und Franz Cohn.

13) Hertwigs Handbuch der Entwicklungslehre I, 2, S. 150. Jena 1903.

welche zeitweilig an Menstrualexanthemen leiden, kurz vor der Menstruation befruchtet werden, so schwinden die Erscheinungen genau so, wie es durch die Menstruation geschieht [14]). Aus ähnlichen Erscheinungen können wir auch schließen, daß bei Oligomenorrhoe bis zu einem gewissen Grade eine Umstellung der inneren Sekretion stattfindet.

In den Fällen, wo sich während der Kriegsernährung eine Verschiebung der produktiven Phase in das Postmenstruum zeigte, wurde gleichfalls häufig ein verfrühter Eintritt aller jener Erscheinungen bemerkt, welche die Frauen als Vorboten der Menstruation kennen, z. B. trat eine häufig vor der Menstruation beobachtete hartnäckige Obstipation jetzt ca. 10 Tage früher ein. Und sehr merkwürdigerweise setzte darauf auch sogleich die mit der Menstruation meistens einhergehende entgegengesetzte Erscheinung ein, so daß also gleichsam die mit der Menstruation verbundenen Erscheinungen bereits vor Eintritt derselben erledigt waren. Dasselbe wurde auch hinsichtlich menstrueller Schleimhautexantheme beobachtet. Während dieselben sich sonst im Prämenstruum zu entwickeln begannen, erfolgte ihre Bildung jetzt bereits im Postmenstruum, um ebenfalls bereits einige Zeit vor Beginn der Menstruation wieder zu verschwinden, während dies bei normalem Verlauf des produktiven Maximums stets erst während oder zu Beginn der Menstruation erfolgte. Aus allen diesen Erscheinungen läßt sich mit einiger Sicherheit folgern, daß wir es mit einer Änderung der Corpus luteum-Funktionen zu tun haben. Worin diese Änderungen bestehen, darüber läßt sich ohne Experimente, die in diesem Falle sehr schwierig sind, nichts aussagen. Es ist möglich, daß die Corpus luteum-Funktion schon vor der Menstruation aufhört, wodurch die nächste Ovulation früher eintritt [15]).

Da es bei Oligomenorrhoe vorkam, daß die produktiven Phasen nicht oder nur wenig zum Ausdruck kamen, müssen wir auch mit einer Beeinträchtigung der Keimdrüsenleistung überhaupt rechnen. Daß eine solche Beeinträchtigung wirklich vorliegt, geht auch aus dem Umstand hervor, daß bei Frauen, bei welchen vor dem Kriege niemals Menstrualexantheme in Erscheinung traten, solche bei Oligomenorrhoe erstmalig sich zeigten. G. Nohl [16]) aber hat vor kurzem nachgewiesen, daß solche Erscheinungen ihre Ursache in einer Herabsetzung der Keimdrüsenfunktion haben.

Es würde nun noch zu untersuchen sein, welche vom Corpus luteum gelieferten chemischen Stoffe vor allem für die günstige Wirkung auf die Hirnfunktion in Frage kommen. Da nach Seitz die Kenntnisse über die chemische Zusammensetzung der Produkte der inneren Sekretion des Corpus luteum noch nicht über ihre Anfänge hinausgekommen sind, so läßt sich über diese Frage nicht viel

---

14) Siehe Max Marcuse, Hautkrankheiten und Sexualität. Berlin 1907. — O. Scheuer, Hautkrankheiten sexuellen Ursprungs bei Frauen. Berlin 1911.

15) Nach Seitz (l. c. S. 196) konnte nämlich L. Loeb in schönen Tierexperimenten zeigen, daß nach der Exstirpation des Corpus luteum die nächste Ovulation früher eintritt. Die beschleunigte Eireifung wird von ihm auf den Wegfall der Corpus luteum-Funktion zurückgeführt.

16) Hautzustände endokriner Voraussetzung. Wien. med. Wochenschr. 1919. Nr. 27.

sagen. Die Corpus luteum-Zellen enthalten zwei Stoffe, die gut voneinander unterscheidbar sind: das Lezithin, eine gelbliche, wahrscheinlich den Lipoiden angehörige Substanz, und das Cholesterin. Über die Bedeutung beider Stoffe im Haushalte des Körpers sind wir noch völlig im Unklaren, sagt Seitz[17]). Während der Menstruation fanden Neumann und Herrmann[18]) eine Verminderung des Cholesterins im Blute. Auch in den drei ersten Monaten der Schwangerschaft ergaben die Untersuchungen nur geringe Cholesterinwerte, hingegen waren dieselben im Menstruationsintervall erhöht. Da nun die Phasen herabgesetzter Produktionsfähigkeit mit den Zeiten eines geringen Cholesteringehaltes im Blute zusammenfallen, so könnte man das Cholesterin für den auf die Hirntätigkeit einwirkenden Stoff halten, jedoch ist diese Frage kaum zu entscheiden, da es noch andere Organe gibt, welche Cholesterin produzieren.

Da nun in den letzten Monaten der Schwangerschaft sehr hohe Cholesterinwerte gefunden wurden, müßte vor allem das produktive Arbeitsvermögen in den letzten Monaten der Schwangerschaft festgestellt werden, ebenfalls zur Zeit nach der Geburt, da in der ersten Woche bereits die Cholesterinwerte erheblich sinken. Aus diesem Grunde ist überhaupt der Zusammenhang zwischen Cholesteringehalt des Blutes und der Corpus luteum-Funktion zweifelhaft[19]).

Es ist also heute nicht zu sagen, welcher Art die Hormone sind, welche, anscheinend vom Corpus luteum produziert, auf das Gehirn wirken. Es ist sehr wohl denkbar, daß diese Hormone nicht direkt auf das Gehirn wirken, sondern daß von ihm z. B. katalysatorische Einflüsse ausgehen, welche etwa eine gesteigerte Phosphorbildung nach sich ziehen. Daß solche Überlegungen nicht von der Hand zu weisen sind, geht aus den bereits vorhandenen Untersuchungsergebnissen über Phosphaturie hervor. Phosphaturie kommt bei männlichem Klimakterium vor[20]), sie geht bei Frauen zeitweilig der Menstruation voran. Es bestehen Beziehungen zwischen Phosphaturie und Neurasthenie, und neuere Untersuchungen von P. F. Richter haben mit ziemlicher Sicherheit festgestellt, daß hier nervöse und vor allem innersekretorische Einflüsse wirksam sind. Die Vermutung ist also nicht unbegründet, daß die innere Sekretion der Keimdrüsen Ursache einer gesteigerten Phosphorbildung sein kann, welche vom Nervensystem verbraucht wird, da ja nachgewiesenermaßen Störungen des Nervensystems sowohl wie der inneren Sekretion zu abnormen Ausscheidungen von Phosphor führen. Durch den

[17]) l. c. S. 196.

[18]) Biologische Studien über die weibliche Keimdrüse. Wien. kl. Wochenschr. 1911, Nr. 12.

[19]) Seitz glaubt aus der Tatsache, daß während der ersten Zeit der Schwangerschaft, wo das Corpus luteum in voller Blüte steht, die Cholesterinwerte ebenso gering wie während der Menstruation waren, daß das Corpus luteum trotz der Born-Fraenkelschen Theorie nicht funktionslos werde. Seitz übersieht hier, daß die Schwangerschaft eine Umstellung der inneren Sekretion mit sich bringt und daß aus diesem Grunde die vom Corpus luteum produzierten Cholesterinmengen in der Hauptsache nicht dem mütterlichen Organismus, sondern dem Fötus zugute kommen.

[20]) Vgl. Max Marcuse: Zur Kenntnis des Climacterium virile. Neurologisches Zentralbl. 1916, Nr. 14.

Umstand, daß sich auch Ausscheidungen von Phosphor im Menstrualblut finden[21]), erhält diese Auffassung noch einen weiteren Stützpunkt. Vielleicht ist es eben dieser Phosphorverlust, welcher das Sinken der produktiven psychischen Energien bewirkt. Jedenfalls läßt sich heute über diesen Punkt noch nichts Sicheres sagen, und es ist fraglich, ob die Wirkungsweise der inneren Sekretion auf die produktive Energie überhaupt jemals ganz aufgeklärt werden kann.

Beim Manne hat die Steigerung der produktiven Kräfte höchstwahrscheinlich dieselben physiologischen Ursachen, so paradox diese Hypothese auch klingen mag, da wir die innere Sekretion des Corpus luteum — also eines Organes, das beim Manne fehlt — als Hauptursache bei der Frau nachgewiesen haben. Das Corpus luteum aber ist nun nach einer neuen Auffassung von Schroeder[22]) nur ein Hilfsapparat des Eies, offenbar um die Hormonwirkung, die naturgemäß von der Eizelle nur spärlich ausgehen kann, zu verstärken. Sie wirkt wie eine Art Relais, das einen schwachen Strom aufnimmt, um denselben, durch eigene Stromquelle verstärkt, in bedeutend vergrößertem Maßstabe, aber gleichsinnig, weiterzugeben. Aus diesem Grunde können wir die Ursachen der Steigerung der produktiven Energien beim Manne vollkommen mit den Ursachen beim Weibe in Parallele setzen. Beim Manne sind nämlich wahrscheinlich die Hormone, die von den Reifevorgängen der Keimzellen ausgehen, das ursächliche Moment, nicht die interstitielle Drüse. (Diese soll nach Steinach, Zentralbl. d. Physiologie, Bd. 34 u. 37, die geschlechtlichen Veränderungen bewirken.) Denn die Keimzellenproduktion setzt nach einem Koitus besonders stark ein.

Unzweifelhaft ist mit dieser gesteigerten Intensität der Keimdrüsenleistung auch eine Verstärkung der Hormonwirkung der Reifungsvorgänge der Zellen verbunden. Ein Ausdruck für eine Erhöhung der inneren Sekretion ist wohl auch in dem nach dem Geschlechtsverkehr unmittelbar verstärkten Bartwuchs zu sehen. Nach der Pollution zeigt sich, wie wir sahen, ebenfalls eine Steigerung der produktiven Energien, jedoch in etwas geringerem Maße. Dieser Unterschied erklärt sich aus einer geringeren Anregung der Keimzellenproduktion, wie es der geringen Intensität eines Schlaforgasmus gegenüber demselben Vorgange im wachen Zustande entspricht. Jedoch erfährt die Keimzellenbildung immerhin durch die Pollution einen Auftrieb.

Das Organ der für die Produktivität günstigen inneren Sekretion sind nun beim Manne wahrscheinlich die reifenden Keimzellen selbst. Bei der Frau waren es, im Grunde genommen, ebenfalls die Hormone der reifenden Eizelle. Da jedoch im allgemeinen nur eine Zelle jedesmal zur Reifung kommt, so ist die Hormonwirkung an sich nur gering und erfährt deshalb, wie bereits erwähnt, durch einen Hilfsapparat, das Corpus luteum, eine Verstärkung. Beim Manne ist eine Verstärkung durch einen solchen

[21]) Vgl. L. Fraenkel, Normale und pathologische Sexualphysiologie des Weibes in W. Liepmanns Handbuch der ges. Frauenheilkunde, Bd. III, Leipzig 1914.

[22]) Einige Bemerkungen zur Corpus luteum-Funktion, Zentralbl. f. Gyn. 1918.

Hilfsapparat überflüssig, da nicht nur eine oder eine ganz geringe Anzahl von Zellen auf einmal zur Reife kommt, sondern gleichzeitig eine riesengroße Zahl. Wenn wir als natürliches Reifungsintervall die Zeit von einer Pollution zur anderen ansetzen, also ca. 3 bis 4 Wochen, was in etwa dem Menstruationszyklus des Weibes entsprechen würde, so kommen in demselben Zeitabschnitt, in dem beim Weibe im allgemeinen eine Zelle reift, beim Manne Hunderte Millionen von Zellen zur Reifung. Denn nach den Feststellungen von Lode beträgt der Samenverlust des Mannes bei einem einzigen Verkehr 200 Millionen Zellen, nach Fürbringer sogar 200 bis 300 Millionen. Waldeyer[23]) hat berechnet, daß auf jede reife Eizelle beim Weibe 350 Millionen Samenzellen beim Manne kommen.

Wir sehen also, daß bei einer so ungeheuerlichen Menge von gleichzeitig reifenden Zellen beim Manne ein Relais für die Verstärkung der von diesen Reifungsvorgängen ausgehenden Hormonwirkung überflüssig ist. Wir erkennen aber auch um so deutlicher, daß die Herkunft der innersekretorischen Einflüsse auf die produktive Energie bei Mann und Weib durchaus dieselbe ist. Dafür spricht auch noch folgende Tatsache. Die Frau zeigt kurz vor der Menstruation oder während derselben häufig ein gesteigertes Schlafbedürfnis. Beim Manne tritt dieselbe Erscheinung nach der Samenentleerung ein. Man hat diese beiden Erscheinungen niemals in Parallele gesetzt. Und doch können wir nach dem Vorhergehenden kaum zweifeln, daß sie auf dieselben Hormonwirkungen zurückgehen. Denn beide Erscheinungen fallen zugleich sowohl beim Manne als bei der Frau mit dem Höhepunkte der produktiven Leistungsfähigkeit zusammen oder wenigstens in seine Nähe. Individuelle Variationen sind selbstverständlich.

Natürlich soll damit auch nicht gesagt werden, daß die Hormone, welche die Produktivität steigern, auch die Ursachen des erhöhten Schlafbedürfnisses sind. Der Eintritt des Schlafbedürfnisses zur Zeit der gesteigerten Hormonwirkungen der reifenden Zellen bei beiden Geschlechtern weist nur darauf hin, daß hier wahrscheinlich ebenso parallele Vorgänge vorliegen, wie bei der Steigerung der produktiven Energien.

Im Zusammenhange mit dem gesteigerten Schlafbedürfnis muß noch erwähnt werden, daß die Nichtbeachtung desselben häufig dazu führt, daß die zu dieser Zeit gesteigerte produktive Leistungsfähigkeit nicht zur Auswirkung gelangt. Wenn z. B. der Mann dem erhöhten Schlafbedürfnis nach dem Koitus keine Rechnung trägt, so bleibt tagelang eine Ermüdung zurück, welche den Antrieb zur Produktion paralysiert. Dadurch fällt gerade das Optimum der schöpferischen Kraft aus. Wenn die Ermüdung nachgelassen hat, ist die Fähigkeit bereits in der Periode des Abstiegs, so daß sie kaum noch die Kraft hat, sich zu Leistungen zu erheben. L. v. Frankl-Hochwart[24]) sagt, daß der Mann nach dem Koitus müde, verstimmt und geistig unfähig sei. Schon diese Mitteilung zeigt, daß der Mann im allgemeinen die Ermüdung nicht durch vermehrten Schlaf aus-

---

23) Geschlechtszellen, in Hertwigs Handbuch der Entwicklungslehre. Jena 1903.
24) Über den Einfluß der inneren Sekretion auf die Psyche. Med. Klinik. 1912.

gleicht, so daß er verstimmt und geistig unfähig wird. Der Koitus ist nicht die unmittelbare Ursache der geistigen Unfähigkeit, wie Frankl-Hochwart hier annimmt, sondern diese wird erst mittelbar durch das durch den Koitus gesteigerte und dann nicht befriedigte Schlafbedürfnis hervorgerufen.

Wir können nun auch physiologisch die Tatsache erklären, daß der Mann häufig von einer Frau zu seinen größten Werken inspiriert wurde. Ohne den geistigen Einfluß der Frau zu leugnen, hat diese Tatsache doch auch einen physiologischen Hintergrund. Durch die Frau wurde die Samenproduktion angeregt, und diese Anregung wurde die Ursache einer für die Produktion günstigen inneren Sekretion. Dasselbe Moment haben wir bei den maximalen Leistungen großer Männer im Brautstande, von denen bereits eingangs berichtet wurde. Bei den Erfindern und Entdeckern ist zumeist die Braut die erste Liebe. Gerade durch diesen Umstand wird der Einfluß dieser Neigung auf die Keimdrüsen ein so stürmischer.

Auf den psychisch sehr günstigen Einfluß der monogamen Neigung in der Jugend des Mannes hat bereits Frankl-Hochwart hingewiesen: „Da beginnt die Zeit der echten Liebe — diese naturwissenschaftlich nicht zu fassende Neigung zu einem bestimmten und einzigen weiblichen Wesen. In dieser sonderbaren Sekretionsperiode steigt die kortikale Erregbarkeit, steigt aber oft auch die intellektuelle Begabung. . . . Der Mann wird in diesem Zustande fürs praktische Leben oft beschränkt, seine Phantasie erweitert sich aber. Die Dichter singen ihre schönsten Lieder, die Musiker komponieren ihre ergreifendste Musik.“

Allerdings glaubt Frankl-Hochwart, daß „die starke stürmische psychische Erregung bisweilen mit einer geistigen Überleistung verbunden ist.“ In diesem Punkte bin ich durchaus entgegengesetzter Meinung, und zwar nicht nur auf Grundlage meines Materials, welches zu klein ist, um andere Erfahrungen deshalb als falsch abzutun; doch glaube ich nicht, daß es sich bei Frankl-Hochwart überhaupt um Erfahrungen handelt. Je näher nämlich der Termin rückt, in dem der Koitus als Samenentleerung, wenn man so sagen soll, physiologisch fällig wird, um so mehr steigt bekanntlich die Libido. Nun aber läßt sich nachweisen, daß die sexuelle Erregung als solche zum mindesten der intellektuellen Leistungsfähigkeit abträglich ist[25]). Diese wichtige Tatsache scheint bis heute unbekannt geblieben zu sein und konnte deshalb nicht in Rechnung gesetzt werden. Ob sexuelle Erregungen gleichermaßen die künstlerische Phantasie beeinträchtigen, darüber kann ich heute noch kein abschließendes Urteil fällen. Vielleicht hängt ja mit dieser Tatsache auch das Ergebnis meiner Untersuchung zusammen, daß nicht vor, sondern nach dem Koitus die beste Zeit für die schöpferische Tätigkeit ist. Es bleibt die Möglichkeit offen, daß die spätere Zeit, die dem physiologischen Fälligkeitstermin des

[25]) Dieser Nachweis ist erbracht im 2. Bande der Neubegründung der Psychologie von Mann und Weib, welcher demnächst erscheinen wird. (1. Band Braun, Karlsruhe 1921.)

Koitus näher liegt, ebenso günstig wäre, wenn nicht die gesteigerte sexuelle Erregbarkeit als störendes Moment einträte und die Entfaltung der psychischen Kräfte, besonders des Verstandes, hinderte.

Das Moment, das nach unseren Untersuchungen, z. B. die Wirkung des Brautstandes für einen jungen, produktiv veranlagten Mann für seine geistige Fähigkeit häufig so günstig gestaltet, ist die damit verbundene Hinauszögerung des Geschlechtsverkehrs. Auf den ersten Blick könnte dies als ein Widerspruch mit der ganzen Theorie erscheinen, da ja gerade nach dem Koitus das Optimum des produktiven Arbeitsvermögens einsetzen soll. Danach, sollte man meinen, müßten die Flitterwochen die beste Zeit sein. Daß aber diese Zeit die denkbar ungünstigste für geistige Arbeiten ist, braucht nicht gesagt zu werden. Im folgenden soll der anscheinende Widerspruch geklärt werden.

Um den Einfluß des Koitus auf die geistigen Fähigkeiten in seiner Gesamtheit bewerten zu können, müssen wir bedenken, daß außer dem Moment eines günstigen innersekretorischen Einflusses beim Manne noch eine zweite Wirkung in Rechnung zu setzen ist, die unter Umständen nachteilig werden kann und dadurch den oft genannten Vorteil wieder aufhebt. Der Koitus ist beim Manne mit einer großen Keimzellenausgabe verbunden, die vom Organismus ersetzt werden muß. Der starke Einfluß dieser äußeren Sekretion auf das Gehirn zeigt sich besonders bei sexueller Überanstrengung des Mannes. Zu häufiger Koitus führt zu einem Rückgang der Intelligenz, wie allgemein bekannt ist. Schon Luther sagte, daß das Regieren nicht vielen Umgang mit Weibern erlaube und deshalb auch die Erzählung von den 300 Weibern Salomons eine Erfindung sei, die Weiber seien nicht Gattinnen, sondern Hofdamen des weisen Königs gewesen. Mantegazza[26]) sagt: „Der Jüngling ist stolz und glücklich über die neuerworbene Kraft und der Durst nach Wollust in Verbindung mit der natürlichen Spannung einer Kraft, welche zum ersten Male in Funktion tritt, verleiten ihn zum Mißbrauch. Die geistigen Fähigkeiten werden dadurch zuerst geschwächt. Gedächtnis, Aufmerksamkeit, das Nachdenken und der Widerstand gegen Ermüdung bei geistiger Arbeit zeigen einen plötzlichen Verfall" Burdach[27]) sagt, daß nach Ausschweifungen sich Trägheit, Unlust zur Arbeit, Unvermögen zur Aufmerksamkeit, Untüchtigkeit, Abnahme des Gedächtnisses und des Verstandes, endlich Blödsinn entfalten.

Im Brautstand des jungen monogamen Mannes nun findet eine Anregung der Keimdrüsenleistung statt und damit eine Auslösung der für das produktive Arbeitsvermögen günstigen inneren Sekretion. Diesem günstigen Einfluß steht kein ungünstiger durch eine häufige äußere Sekretion von Keimzellen gegenüber, da ein Geschlechtsverkehr noch nicht stattfindet und die Samenentleerungen auf Pollutionen beschränkt bleiben. Aber auch eine durch wachsende Libido infolge von sexueller Abstinenz gesteigerte Erregung, welche die geistige Leistungsfähigkeit herab-

[26]) Hygiene der Liebe, deutsch von R. Teuscher. Berlin 1903, S. 94.
[27]) Physiologie als Erfahrungswissenschaft. Leipzig 1838.

mindert, bleibt im allgemeinen aus. Und zwar wird diese Folge der Enthaltsamkeit durch die geistige Arbeit selbst aufgehoben, denn die geistigen Anstrengungen wirken auf die Samenbildung zurück, verkürzen diese [28]). Dadurch wird natürlich auch die Libido herabgesetzt. Wenn keine geistige Arbeit stattfände, würde sich durch die Anregung bald Libido einstellen und zur Entladung drängen.

Wir haben also auf der einen Seite durch die starke Neigung zu einer Frau eine Anregung zur verstärkten Samenbildung, auf der anderen durch die intensive geistige Arbeit eine Verkürzung der Samenbildung. Diese beiden anscheinend in entgegengesetzter Richtung wirksamen Kräfte haben trotzdem eine für das Arbeitsvermögen sehr günstige Resultante. Denn durch den starken Energieverbrauch im Gehirn findet nach meiner Meinung eine Umwandlung der äußeren Sekretion in eine innere statt, welche dem Hirn zugute kommt und seine Leistungsfähigkeit für einige Zeit aufs höchste steigern kann.

Diese Auffassung ist um so wahrscheinlicher, weil der Organismus seine Energien immer am stärksten nach jenen Stellen dirigiert, die den größten Verbrauch aufweisen. In diesem Falle aber ist der Energieverbrauch im Hirn maximal, in den Keimdrüsen minimal, da kein Geschlechtsverkehr stattfindet. Die sexuelle Anregung wird in geistige Leistungen umgesetzt. Daß eine solche Umwandlung sexueller Energien in psychische auf dem Wege der inneren Sekretion durchaus möglich und wahrscheinlich ist, geht auch aus folgendem hervor.

Es ist seit altersher bekannt, daß die sexuelle Abstinenz der geistigen Arbeitsfähigkeit des Mannes zuträglich ist. Im Talmud wird den Gelehrten der Rat gegeben, nur etwa alle drei Jahre einmal zu verkehren. Früher verlangten viele Fakultäten von den Gelehrten sexuelle Keuschheit. Mantegazza [29]) sagt: „Eine zeitweilige Keuschheit ist allen denen zu empfehlen, welche in einer gewissen Lebenszeit einen großen Aufwand an Geisteskräften zu machen haben.“ Steinach und Exner haben neuerdings die Vermutung ausgesprochen, daß die Samenblasen bei längerer Abstinenz Hodensekret resorbieren. Wahrscheinlich findet auch hier bis zu einem gewissen Grade eine Umwandlung der sexuellen Energien in psychische statt, welche Möglichkeit von den beiden Forschern jedoch nicht in Betracht gezogen wird.

Wenn die geistige Anstrengung nun ganz einseitig übertrieben wird, kann sich die Umwandlung der sexuellen Energien in psychische so vollkommen vollziehen, daß die Sexualfunktion wenigstens als Keimzellenbildung überhaupt aufhört. Es tritt Impotenz ein. Auf diese Tatsache hat Bloch [30]) bereits aufmerksam gemacht. Er sagt, daß bei sonst gesunden Männern Impotenz vorkommt, die durch starke geistige Tätigkeit und künstlerische Produktion hervorgerufen wird, die Impotenz der Gelehrten und Künstler. Newton soll vollständig impotent gewesen sein.

[28]) Vgl. „Der Einfluß der männlichen Geistesarbeit auf die biologische Höherentwicklung“. Zeitschr. f. Sexualwissenschaft 1918.
[29]) l. c. S. 220.
[30]) Das Sexualleben unserer Zeit. Berlin 1909.

Es drängt sich bei dieser Tatsache die Frage auf, ob bei völliger Impotenz das produktive Vermögen auf ein Minimum zurückgeht, oder ob in diesem Falle die einmal vom Organismus in Gang gesetzte Umwandlung der sexuellen Energien in psychische weiter geht. Da man nicht weiß, wann bei Newton z. B. die Impotenz einsetzte, ob und welche Werke er in diesem Zustande schuf, und da überhaupt von all diesen Dingen wenig Sicheres bekannt ist, läßt sich diese Frage heute nur aufwerfen, nicht aber beantworten. Nach Ostwald hatte Newton seine Hauptleistungsfähigkeit vor dem 30. Lebensjahr.

Wahrscheinlich, das kann man heute schon sagen, ist die Disposition zur Umwandlung der sexuellen Energien in psychische nicht in jedem Organismus gleich groß. Ostwald hat z. B. zwei verschiedene Typen von Erfindern und Entdeckern aufgestellt, den Romantiker und den Klassiker. Es ist nun möglich, daß diese Unterschiede zum größten Teil auf einer verschiedenen Disposition zur Umwandlung der sexuellen Energien beruhen. Bei den Romantikern ist die Umwandlung von großer Intensität, aber kurzer Dauer. Bei den Klassikern hingegen ist das Verhältnis umgekehrt: die Intensität ist geringer, die Konstanz aber größer.

Daher kommt es wohl auch, daß die Romantiker ihre größten Arbeiten in der Jugend schaffen, denn gerade in der Jugend sind die Keimdrüsen des Mannes am leistungsfähigsten. Da keine dauernde Umstellung der Sekretion stattfindet, so ist eine leistungsfähige Keimdrüse die Voraussetzung für die Aufnahme immer neuer sexueller Anregungen durch Geschlechtsverkehr, deren Energie sodann durch die starke geistige Tätigkeit in psychische Energie umgewandelt wird. Da die Umwandlung durch immer neue Antriebe erfolgt, diese aber nur auf Grundlage einer leistungsfähigen Keimdrüse wirksam sind, so erklärt sich aus diesen beiden Umständen die große Intensität der psychischen Energie. Verstärkend kommt noch ein drittes Moment hinzu. Die sexuellen Antriebe werden anscheinend am vorteilhaftesten durch einen mäßigen monogamen Geschlechtsverkehr realisiert. Nun aber haben wir gesehen, daß gerade dadurch eine besondere Steigerung der schöpferischen Kräfte erfolgt. Alle Umstände vereinen sich also glücklich, um eine große Leistungsfähigkeit, wenn auch von kurzer Dauer, zu erzeugen.

Während die Kraft des Romantikers auf der Intensität der Umwandlung der sexuellen Energien in psychische beruht, gründet sie sich anscheinend beim Klassiker auf die Dauer dieser Umwandlung.

Die Intensität ist geringer, aber es bedarf nicht so häufiger sexueller Antriebe. Der Organismus wendet sich, wenn man so sagen darf, von der Produktion der Geschlechtszellen ab und konzentriert die im allgemeinen zwischen Hirn und Geschlecht geteilten Energien allein auf das erstere. Die Produktivität des Geistes wird mit der Produktivität des Geschlechts bezahlt. Deshalb bleibt es immerhin noch möglich, daß Newton selbst, trotz seiner Impotenz, seine Kraft der psychischen Intuition nicht ganz eingebüßt hat. Aus diesem Grunde hält die produktive Periode bei den Klassikern länger an als bei den Romantikern.

Allerdings soll fast bei allen wissenschaftlichen Genies nach Ostwald die Hauptleistung ihres Lebens vor das 30. Lebensjahr fallen. Die Maxima der schöpferischen Kraft erreichen also vor dem 30. Lebensjahr beim Manne eine größere Höhe als nachher. Diese Abnahme der Produktivität in diesem Lebensalter geht parallel mit der ungefähr in dieser Zeit einsetzenden sinkenden Potenz des Mannes.

Denn nach dem übereinstimmenden Zeugnis von Sexualärzten und Sexualbiologen ist die Regenerationsfähigkeit der männlichen Geschlechtsdrüsen am höchsten zwischen 20 und 30 Jahren. (Schallmayer, R. Müller, Rohleder u. a.) Auch Schopenhauer war schon der Ansicht, daß der Mann nur bis zum 30. Jahr unter der Herrschaft der Venus steht. Mit der Regenerationsfähigkeit der Geschlechtsdrüsen aber muß naturgemäß auch die innere Sekretion reifender Zellen abnehmen, und damit die Anregung, die von ihr ausgehend die Produktivität auslöst. Je stärker nun eine Disposition zu dauernder Umwandlung der sexuellen Energien in psychische vorhanden ist, um so länger wird die Produktivität die Phase der sexuellen Blüte überdauern. Die Intensität wird zwar immer mehr sinken, weil der Organismus im Zeichen einer stets abnehmenden Energiezufuhr für den Geschlechtsapparat steht. Durch das Aussparen der Keimzellenbildung kommt dem Gehirn infolgedessen ein immer kleiner werdendes Plus zugute. Dem Klassiker wird also seine Produktivität länger erhalten, jedoch ist eine stetig abnehmende Leistungsfähigkeit kaum zu vermeiden.

Durch diese hier gegebene neue Hypothese der physiologischen Ursachen der Verschiedenheit von Romantikern und Klassikern finden auch die Unterschiede im Charakter und der Arbeitsweise ihre Erklärung.

Der beste Weg nun für den Mann, seine produktive Kraft zur höchsten Entfaltung zu bringen, scheint eine möglichst frühzeitige Ehe. Dadurch wird für den Romantiker die Dauer und für den Klassiker die Intensität seines Schaffens gesteigert. Allerdings ist ein mäßiger Geschlechtsverkehr Voraussetzung für die geistige Höchstleistungsfähigkeit. Besonders vorteilhaft wirkt die Ehe dadurch, daß sie im allgemeinen eine Anzahl Schwangerschaften mit sich bringt, welche eine ebenso große Anzahl natürlicher sexueller Ruhepausen für den Mann bedeuten. Bei frühzeitiger Ehe fallen diese Ruhepausen in das für die Produktion günstigste Lebensalter, wodurch der damit verbundene geistige Ertrag noch erhöht wird.

Der günstige Einfluß der Frühehe auf die psychischen Fähigkeiten war wohl schon den Juden bekannt, denn im Talmud sagt Rab Chisidan: „Daß ich besser lernen konnte als meine Gefährten hat darin seinen Grund, daß ich mich mit 16 Jahren verheiratet habe. Und wenn ich mich mit dem 14. Jahr verheiratet hätte, so hätte ich selbst den Satan nicht gefürchtet.“ Der Nervenarzt Cimbal[31])

---

[31]) Die Erziehung zur Tüchtigkeit in Schule und Beruf. Hamburg 1919.

sagt, daß temperamentvolle Menschen nach der Verehelichung eine zwei- bis dreimal so große Arbeitsfähigkeit bekommen.

Vor allem aber bewahrt die Frühehe die Monogamie des Mannes, welche zur Erreichung der maximalen produktiven Leistungsfähigkeit, wenigstens auf wissenschaftlichem Gebiet, unbedingt notwendig erscheint. Die Polygamie bietet sowohl auf sexualpsychischem wie physiologischem Gebiete Klippen, an denen selbst die größte geistige Anlage meistens rettungslos zerschellt. Die Polygamie führt den Mann in die Gefahr sexueller Übersättigung und einer damit einhergehenden Abstumpfung gegen sexuelle Anregungen oder bewirkt das Gegenteil, eine Verstärkung der sexuellen Erregbarkeit, die eine ewig wache Sucht nach immer neuen Liebesabenteuern zur Folge hat. Beide sexualpsychologischen Zustände werden herbeigeführt durch den häufigen Wechsel im Liebesobjekt und die durchweg über ein gesundes Maß hinausgehenden physiologischen Geschlechtsausgaben. Gerade das letztere aber führt zum Ruin der produktiven Kräfte, wie wir gesehen haben. Nebenbei erwähnt, schützt die Monogamie immerhin noch am besten vor Geschlechtskrankheiten, in denen wir das Grab aller schöpferischen Leistungsfähigkeit erblicken müssen. Denn sicherlich werden Krankheiten der Sexualorgane auf die innere Sekretion der Keimzellenbildung einen ungünstigen Einfluß ausüben. Die Art dieses Einflusses ist bis heute noch nicht erforscht, m. W. hat sich die Wissenschaft dieses Problem noch nicht gestellt.

Erwähnt sei hier noch, daß ebenso wie eine Umwandlung sexueller Energien in psychische, auch eine solche Umstellung umgekehrt zugunsten der Keimdrüsen auf Kosten der Hirnleistungsfähigkeit erfolgen kann. Bei sexueller Überanstrengung oder sexuellen Exzessen zeigt sich nämlich ebenso eine Herabsetzung der geistigen Fähigkeiten, wie bei starken Hirnleistungen eine Verminderung der sexuellen Potenz. Beide Erscheinungen können sich bis zur Unfähigkeit des Organs steigern, das Gehirn kann ebenso verblöden wie die Geschlechtstätigkeit sich in Impotenz verlieren. Daß sexuelle Exzesse das Gehirn außerordentlich schwächen, ist eine seit langem bekannte Tatsache. Wie und worin der Konnex zwischen beiden Organen besteht, auf den diese Wechselwirkung zurückgeht, war hingegen bis heute eine offene Frage, die hier ihrer Lösung nähergebracht wird [32]).

Ebenso wie dauernde angestrengte Geistesarbeit eine Verstärkung der Energiezufuhr auf Kosten der Sexualorgane auslöst, ebenso geht es auch umgekehrt. Starke sexuelle Ausgaben erhöhen den physiologischen Umsatz an dieser Stelle des Organismus. Der Mehrverbrauch wird dem Gehirn anscheinend auf dem Wege der Umschaltung der inneren Sekretion entzogen.

Bei der Frau nun fällt die Phase der höchsten geschlechtlichen Leistungsfähigkeit nicht in den gleichen Lebensabschnitt wie beim Manne. Beim Manne ist das Lebensalter von 20 bis 30 Jahren die Zeit der höchsten sexuellen Kraft. Die Frau hingegen erreicht das

[32]) Ich habe bereits früher die Vermutung ausgesprochen, daß es sich um Wirkungen der inneren Sekretion handelt.

sexuelle Maximum viel später, nach E. H. Kisch[33]) mit etwa 32 Jahren, nach M. v. Kemnitz[34]) reicht dasselbe etwa vom 28. bis 42. Lebensjahre. Ähnliche Ansichten finden wir u. a. bei Havelock Ellis[35]). Dementsprechend beginnt bei der Frau auch die Periode höchster schöpferischer Kraft viel später, anscheinend im allgemeinen erst um das 28. bis 30. Lebensjahr[36]). Diese Tatsache steht in Einklang mit dem bei beiden Geschlechtern in einem verschiedenen Lebensalter einsetzenden Pubertätseinfluß auf die Psyche, worauf ich später noch näher eingehen werde[37]).

Vor allem aber ist zu bemerken, daß die Ehe für die Produktivität der Frau eine andere Bedeutung hat wie für die des Mannes, und zwar besonders deswegen, weil die Schwangerschaft anscheinend die Produktionsfähigkeit für eine Zeitlang auf ein Minimum herabsetzt. Bei einer normalen Ehe ist also für die produktive Frau mit einem zeitweiligen Ausfall ihrer schöpferischen Kräfte zu rechnen. Wahrscheinlich aber folgt diesem Ausfall eine Periode gesteigerter Leistungsfähigkeit, wie der Schwangerschaft eine Zeit erhöhter Sexualität, so daß er nicht allzuhoch zu bewerten ist. Gefährlich hingegen für die schöpferische Kraft des Weibes ist ein anderes Moment, und zwar Schwangerschaften im jugendlichen Lebensalter. Wir werden noch sehen, daß der Pubertätseinfluß auf die Psyche bei der Frau erst zwischen 18 bis 22 Jahren als eine Steigerung der geistigen Fähigkeiten in Erscheinung tritt. Daraus ist zu entnehmen, daß erst in diesem Alter die Corpus luteum-Funktion so weit entwickelt ist, daß eine Sekretion günstig auf die Hirntätigkeit wirken kann. Die Vollendung dieser Entwicklung aber scheint im allgemeinen noch viel später, etwa mit dem 28. bis 30. Lebensjahre, erreicht zu werden. Wenn nun eine Schwangerschaft vor dem 22. Lebensjahr stattfindet, so wird die Entwicklung der Corpus luteum-Funktion unterbrochen, ehe sie noch die Fähigkeit erlangt hat zu der für das Gehirn spezifisch günstigen Hormonbildung. Da die Unterbrechung in ein Entwicklungs- und Wachstumsstadium fällt, so liegt die Gefahr nahe oder ist vielmehr von höchster Wahrscheinlichkeit, daß die Corpus luteum-Funktion später selbst nach beendeter Schwangerschaft nicht mehr zur vollen Entwicklung gelangt, so daß also die Fähigkeit zur Bildung der für die psychische Leistungsfähigkeit günstigen Hormone entweder ganz ausfällt oder doch sehr herabgesetzt wird. Schon Burdach[38]) hat darauf hingewiesen, daß bei zu frühzeitiger Zeugung die höheren Anlagen unentwickelt bleiben. Es bilden sich nur taube Blüten. Burdach hat diese Folge der Frühehe aus seinen Erfahrungen als Arzt heraus

---

33) Das Geschlechtsleben des Weibes. Berlin 1907.

34) Das Weib und seine Bestimmung. München 1918.

35) Mann und Weib, deutsch von M. Kurella. Leipzig 1895.

36) Da das Lebensalter der höchsten geistigen Produktionskraft in die Zeit der höchsten geschlechtlichen Kraft fällt, so muß es zugleich das günstigste Zeugungsalter sein. Wir sehen nun, daß auch das günstigste Zeugungsalter tatsächlich beim Mann in ein viel früheres Lebensalter fällt als bei der Frau. Vgl. „Das günstigste elterliche Zeugungsalter für die geistigen Fähigkeiten der Nachkommen". Würzburg 1913.

37) Vgl. dazu die Erörterungen über den Einfluß der Pubertät.

38) l. c. S. 329, Bd. III.

erkannt, die physiologischen Ursachen mußten ihm verborgen bleiben.

Ferner aber wird auch von einer Schwangerschaft vor dem 28. Jahre, wenigstens bei produktiv veranlagten Frauen, im allgemeinen eine Herabsetzung ihrer schöpferischen Fähigkeiten zu befürchten sein. Denn auf diese Weise wird die Corpus luteum-Funktion unterbrochen, ehe sie ihre höchste Entwicklung erreicht hat. Wir werden deshalb auch hier mit einer Entwicklungsstörung oder Hemmung zu rechnen haben. Je nach der individuellen Veranlagung wird die nachteilige Einwirkung jedenfalls stärker oder schwächer ausfallen, von einer gänzlichen Zerstörung der Produktionskraft bis zu einer geringen Abschwächung derselben. Da nun die Vorherrschaft des Mannes stets mit einer Frühehe des weiblichen Geschlechts einhergeht, so haben wir in dieser hier geschilderten Wirkung der Frühehe wahrscheinlich eine der Hauptursachen vor uns, weshalb die Frau bei männlicher Vorherrschaft weniger produktive Leistungen aufzuweisen hat als der Mann. Bisher hat man ganz allgemein eine geringere produktive Begabung des weiblichen Geschlechts angenommen. Diese Anschauung ist ein Produkt der Erfahrungstatsachen einer Epoche einseitiger männlicher Hegemonie, welche deshalb falsch ist, weil sie am Tor der Erscheinungen stehen bleibt, ohne bis zur Erkenntnis der Ursachen vorzudringen. Wir können heute mit Sicherheit weiter nichts behaupten, als daß die männliche Vorherrschaft der Entfaltung der weiblichen Schöpferkraft nicht günstig ist. In dem nachteiligen Einfluß der Frühehe auf die Entwicklung des Corpus luteum haben wir unzweifelhaft eine der Ursachen dieser Hemmungen der weiblichen Produktivität vor uns.

Wir haben hier nun zugleich die Erklärung für eine Erscheinung, die man bisher auf ganz andere Gründe zurückführte. Man hat häufig berichtet, daß junge Frauen, die vor der Ehe eigene Interessen und Lust am selbständigen Arbeiten hatten, mit der Verehelichung plötzlich alle ihre bisherigen Neigungen verloren. Bei diesen Berichten handelt es sich fast stets um Ehen im jugendlichen Alter. Es ist nun wahrscheinlich, daß die erste Schwangerschaft nicht nur zu einer zeitweiligen Herabsetzung[39]) der produktiven Begabung führte, sondern auch durch ihren zu frühzeitigen Eintritt die Corpus luteum-Funktion in ihrer Entwicklung zur maximalen Leistungsfähigkeit hemmte.

Daß die Ursache der Maxima und Minima der produktiven Leistungsfähigkeit in den wechselnden innersekretorischen Wirkungen des Geschlechtsapparates zu suchen ist, wird noch durch einige weitere Tatsachen bestätigt. Es ist seit langem bekannt, daß die Pubertät eine große Steigerung der geistigen Fähigkeiten mit sich bringt, während im Alter, nach Aufhören der Geschlechtskraft, meist auch die produktive Kraft zurückgeht oder ganz versagt. Schon Burdach[40]) sagt, daß die Zeugungskraft die Spannkraft des

[39]) Die Zeitdauer der Hemmung muß noch erforscht werden. Wie bereits erwähnt, erstrecken sich unsere Untersuchungen nur über die drei ersten Monate.

[40]) l. c. Bd. III.

Geistes erhöht. Bei der Pubertätsentwicklung zeigt sich diese Spannkraft allgemein, die bei Kastraten ausfällt. Frankl-Hochwart[41]) sagt über die psychischen Wirkungen der Pubertät: „Ein ungestümer Tatendrang bemächtigt sich der jungen Leute, ein Ehrgeiz, große Dinge zu verrichten, großen Zwecken zu dienen, und dazu nicht selten Neigung, die Weltgeheimnisse zu enträseln. Bange Zweifel an den bis dahin mit kindlicher Naivität aufgenommenen Religionsgrundsätzen wechseln mit Emanationen einer ungesunden übertriebenen Schwärmerei, tiefe Unzufriedenheit wechselt mit übertriebenem Selbstgefühl und Selbstvertrauen, große weltreformierende Pläne werden geschmiedet." Weiter wird auch auf die starke Neigung zum Dichten hingewiesen. Vom Jünglingsalter bemerkt derselbe Autor, daß es von starker Sexualerregung beherrscht wird, daß das Stürmische noch immer überwiegt. „Das ist das Alter, das. wenn es auch manchmal Tadel verdient, im Laufe der Welt aber notwendig ist, um Veraltetes niederzureißen, um das Neue aufzubauen." Schickele[42]) sagt, daß über die Beziehungen zwischen Nervensystem und Ovarien unsere Kenntnisse noch nicht weit gediehen sind. Es besteht unzweifelhaft ein Einfluß des Ovariums auf die nervösen Organe: Beim Eintritt der Pubertät ist eine Veränderung der Psyche nicht zu verkennen, die zugleich mit dem Auftreten des Geschlechtstriebes diesem Alter etwas Charakteristisches verleiht. Den früh kastrierten Individuen fehlt dieses Merkmal vollständig. Es ist ein gewisser „tonisierender" Reiz, der durch Ovarialsubstanzen auf das Gehirn ausgeübt werden dürfte.

Aber nicht nur die Ärzte, sondern auch die Psychologen haben die Beobachtung gemacht, daß die geistigen Fähigkeiten nach der Pubertät eine Steigerung erfahren. W. Voigt[43]), der umfangreiche experimentelle Untersuchungen über die Rechenfähigkeit anstellte, glaubt, daß Selbständigkeit sich erst nach den Entwicklungsjahren einstellt.

Es ist interessant, daß der Grundzug, der bei den psychischen Veränderungen der Pubertät in Erscheinung tritt, in der Entfaltung produktiver Kräfte besteht. Die Phantasie wird gesteigert, die Selbständigkeit, die Kritik. Erstmalig setzt das Streben nach eigenen Leistungen ein, das Joch der Reproduktion fängt besonders hart zu drücken an. Die Lust, selber zu schaffen, tritt in den Vordergrund. Selbst die oft stürmische Begeisterung dieser Jahre ist ein Ausdruck dieser erwachenden Lust.

Die Pubertät löst also, wenn auch im allgemeinen vielleicht in geringem Maße, ähnliche Dispositionen zu intuitiven Leistungen aus wie die innere Sekretion der Keimzellenreifung bei produktiv veranlagten Individuen. Bisher wußte man nicht, welches innersekretorische Organ des Sexualapparates die psychischen Veränderungen der Puber-

[41]) l. c. S. 2 f.

[42]) G. Schickele: Die nervösen Ausfallserscheinungen der normalen und frühzeitigen Menopause in ihren Beziehungen zur inneren Sekretion. Handbuch der Neurologie von Lewandowsky. Bd. III.

[43]) Archiv für experimentelle Pädagogik. Leipzig 1915.

tät bewirkte. Wir können nun vermuten, daß es die Hormone sind, welche von den reifenden Keimzellen ausgehen, die in der Pubertät zum ersten Male auf die Psyche einwirken und produktive Kräfte in derselben zur Auslösung bringen. Die Pubertät ist vor allem beim Manne zumeist die Lebensphase, welche über seine Produktionskraft endgültig entscheidet. Durch unsere durchaus falsche Hygiene des Pubertätsalters gehen nach meiner Ansicht außerordentlich große Summen produktiver Fähigkeiten für immer verloren [44]).

In Übereinstimmung mit dieser Erklärung steht auch die Tatsache, die zuerst von Moebius festgestellt wurde und die auch Frankl-Hochwart bestätigt fand, daß nämlich die Steigerung der geistigen Fähigkeiten bei den Knaben mit dem Pubertätssturm einsetzt, während sie bei den Mädchen erst erfolgt, wenn die Genitalverhältnisse konstanter geworden sind, etwa im Alter von 18 bis 22 Jahren. Dies erklärt sich auf folgende Weise: Bei den Knaben setzt die Entwicklung mit einer starken Samenbildung ein. Von der Intensität der Geschlechtszellenreifung aber hängt das Maß der innersekretorischen Einwirkung auf die produktiven Fähigkeiten ab. Bei den Mädchen aber scheint die Corpus luteum-Funktion erst allmählich sich zur vollen Leistungsfähigkeit zu entfalten. Dies zeigt sich besonders darin, daß bei geschlechtsreifen Mädchen die Menstruation ohne jeden Grund bei reichlicher Ernährung und viel Ruhe häufig sogar viele Monate lang aussetzt. Das aber bedeutet zugleich Ausfall der Corpus luteum-Funktion. Deshalb müssen hier erst die Genitalverhältnisse konstanter werden, d. h. das Corpus luteum muß sich erst zur vollen Funktionsfähigkeit entfalten. Hinzu kommt noch, daß durchweg, ganz gegen die heute geltenden Anschauungen, die Pubertät bei den Knaben früher einsetzt als bei den Mädchen [45]).

Wie die Pubertät die Lebensphase des geistigen Fortschritts ist, so das Klimakterium die Zeit des Rückschritts, der allerdings durchweg weit weniger intensiv in Erscheinung tritt. Über die Abnahme der geistigen Fähigkeiten, gesteigert bis zu Ausfallserscheinungen, herrschen geteilte Ansichten [46]). Der Rückschritt der Intuition tritt nun wohl deshalb nicht so heftig in Erscheinung wie die Steigerung in der Pubertät, weil erstens die Funktionsabnahme der Keimdrüsen wenigstens beim Manne bereits lange vor der Rück-

[44]) Die Zerstörung produktiver Anlagen durch unrichtige Hygiene der Pubertät werde ich in einem besonderen Aufsatze nachweisen.

[45]) Der Nachweis wird an anderer Stelle erbracht. Erwähnt sei hier, daß es allerdings heute schon einige Resultate gibt, durch deren Gegenüberstellung sich die spätere Geschlechtsreife der Mädchen nachweisen läßt. Z. B. setzt Tomor die Geschlechtsreife der Knaben auf das 13. Jahr an; ja nach seiner Erfahrung kann sie noch früher eintreten (Neubegründung d. Bevölkerungspolitik, Würzburg 1918). Ada Nilsson dagegen fand bei einer Untersuchung von 1338 Mädchen großstädtischer Bevölkerung im Alter von 12—16 Jahren nur 34 Proz., bei denen die Menstruation bereits eingetreten war. Bei $^2/_3$ begann die Menstruation erst nach dem 16. Jahre. (Der Zeitpunkt des Eintretens der Menstruation bei Mädchen der Volksschulen Stockholms. Hygiene 1917.)

[46]) Vgl. u. a. für das weibl. Geschlecht: Schickele, ferner Schauta: Die Frau von 50 Jahren, Fraenkel: Normale u. pathologische Sexualphysiologie des Weibes; für das männl. Geschlecht Kurt Mendel: Neurolog. Zentralbl. 1910; Max Marcuse ib. 1916; Wenckebach: Der Mann von 50 Jahren.

bildung desselben im Klimakterium einsetzt, so daß das Aufhören der für das Gehirn günstigen inneren Sekretion sich weit langsamer vollzieht als ihr Beginn[47]. Zweitens muß man bedenken, daß sich in der voraufgegangenen längeren Epoche angestrengter Arbeitsleistungen eine gewisse geistige Virtuosität herausgebildet hat, die vom Ausfall der inneren Sekretion der Keimdrüsen wahrscheinlich ihrem ganzen Charakter nach am wenigsten betroffen wird. Diese Virtuosität läßt das Verschwinden produktiver Energien nicht so deutlich in Erscheinung treten, wie den Tatsachen entspricht.

Ferner sei noch die Feststellung von Tuffier erwähnt, wonach bei Verpflanzung der Ovarien nach der Einheilung Ausfallserscheinungen auftreten, wenn der Uterus entfernt und keine Menstruation eintrat. Diese hingegen fehlten, wenn der Geschlechtsapparat noch menstruieren konnte. Für die Menstruation aber darf man die Corpus luteum-Funktion heute als entscheidende Vorbedingung annehmen. Der Ausfall der letzteren bedeutet also Herabsetzung der Hirntätigkeit.

Es wäre nun, wie bereits eingangs begründet, sehr wünschenswert, wenn die hier mitgeteilten Ergebnisse durch möglichst zahlreiche Forschungen über die Schwankungen des produktiven Arbeitsvermögens ergänzt würden. Diese Untersuchungen sind allerdings nicht so einfach, wie es auf den ersten Blick scheinen mag. Eine große Anzahl Vorbedingungen müssen erfüllt sein, wenn die Resultate einigermaßen fehlerfrei und wissenschaftlich brauchbar sein sollen. Natürlich muß an erster Stelle eine produktive Begabung vorhanden sein. Zweitens muß eine gewisse Fähigkeit vorhanden sein, die für die Produktion günstigen Zeiten zu erkennen und zu beobachten, ohne den Ablauf dieser Phasen durch die Selbstbeobachtung zu stören. Deshalb ist eine längere psychische Einstellung in dieser Richtung vorteilhaft. Drittens ist der Einfluß der Ernährung und besonders der Ernährungsänderungen zu berücksichtigen. Zum Beispiel scheint nach unseren Beobachtungen der Genuß von Milch von großem Einfluß auf die produktive Leistungsfähigkeit zu sein. Und zwar hat nach unseren Beobachtungen nur Frischmilch, nicht aber die konservierten Produkte, Kondens- und Trockenmilch, einen fördernden Einfluß auf die geistige Produktivität. Die wirksamen Elemente scheinen durch die Konservierungsvorgänge zerstört, zum mindesten umgewandelt zu werden. Viertens ist zu beobachten, daß die Optima um so schärfer und deutlicher in Erscheinung treten, um so geringer die psychischen Anstrengungen und Ablenkungen auch in der Zeit der voraufgehenden Minima sind. Sowohl eine starke berufliche wie gesellschaftliche Inanspruchnahme setzen das schöpferische Optimum sowohl nach Dauer als nach Intensität erheblich herab oder bringen es auch gänzlich zum Verschwinden.

Vor allem aber wirken andauernde angestrengte Versuche, produktive Leistungen in der Phase der Minima zu erzwingen, sehr nachteilig auf die Maxima zurück. Die Höhe der Maxima wird herabgesetzt durch solche voraufgehenden vergeblichen Anstrengungen.

[47]) Vgl. m. Aufs.: Klimakterium und Altern bei Mann und Weib. Neurolog. Zentralbl. 1918.

ja, die günstigen Phasen können sogar so geschädigt werden, daß sie ganz ausfallen. Überhaupt scheint jeder intensive Fleiß, der auf bewußte Willensanstrengungen zurückgeht, die Maxima künstlich zu schädigen[48]). Die natürlichen Schwankungen des schöpferischen Arbeitsvermögens werden deshalb nur voll in Erscheinung treten können, wenn man sich gewöhnt, nur dann zu arbeiten, wenn man kann, nicht aber, wenn man will. Diese Gewöhnung ist eine unbedingt notwendige Voraussetzung zur richtigen Erkennung des natürlichen Ablaufs der Maxima und Minima.

[48]) Auf diese Frage werde ich in einer späteren Arbeit über Hygiene und Ökonomie des produktiven Arbeitsvermögens näher eingehen.

FSC
www.fsc.org
MIX
Papier | Fördert gute Waldnutzung
FSC® C083411

Kolibri 360 GmbH
Ferdinand-Jühlke-Straße 7
99095 Erfurt, Deutschland
produktsicherheit@kolibri360.de